MAL DI SCHIENA
i 10 Migliori Rimedi
Naturali

Scopri i 10 migliori rimedi naturali e sicuri al 100% per un sollievo immediato dal mal di schiena

Pauline PATRY

Indice

Introduzione

Il mal di schiena può essere sia mentalmente che fisicamente debilitante. Può influire su tutto ciò che facciamo, dal lavoro all'esercizio fisico, sino alle più semplici attività quotidiane. Il mal di schiena può presentarsi per breve termine, o trasformarsi rapidamente in una lotta permanente a causa di infortuni o malattie.

Fortunatamente, esistono rimedi naturali per alleviare il mal di schiena senza dover ricorrere ai farmaci.

Per cominciare, è necessario chiarire che il mal di schiena può presentarsi in svariate forme. In alcuni casi si manifesta con dolori lombari persistenti e spasmi regolari, mentre in altri si caratterizza per dolori al nervo sciatico che si estendono lungo le gambe e nelle braccia.

Queste condizioni croniche possono influire pesantemente sulla vostra vita quotidiana.

E non sono rare.

Otto persone su dieci lamentano qualche tipo di dolore alla schiena nel corso della loro vita.

Infatti, ogni anno oltre due milioni di visite al pronto soccorso sono dovute al mal di schiena, che è anche la principale causa di disabilità nel mondo. Purtroppo, il

trattamento per il mal di schiena non è ancora efficace come dovrebbe essere.

Molte persone che soffrono di mal di schiena eseguono una miriade di test, ricevono consigli per una vita sedentaria nonostante le ricerche dimostrino l'efficacia di continuare a compiere tutte le attività quotidiane, e spesso vengono loro prescritti potenti antidolorifici.

Se da un lato è vero che gli antidolorifici possono aiutare ad alleviare il dolore nel breve termine, dall'altro potrebbero anche causare molteplici problemi di salute e persino creare dipendenza. Gli stili di vita sedentari tendono ad irrigidire i muscoli, rendendo il corpo incline ad infortuni in futuro.

Fortunatamente, esistono una moltitudine di trattamenti alternativi per il mal di schiena, la maggior parte dei quali sono facilmente accessibili, economici o addirittura gratuiti.

Questi trattamenti non richiedono prescrizione medica, anche se prima di apportare qualunque cambiamento è sempre meglio discutere con il proprio medico ogni nuovo integratore o variazione nella routine di esercizio.

In questo libro troverete dieci consigli e strategie che vi aiuteranno ad alleviare il mal di schiena seguendo un approccio naturale ed olistico.

Che cos'è il mal di schiena e quanto è comune?

Il mal di schiena può verificarsi per una serie di motivi che possono essere di natura strutturale, muscoloscheletrica, nervosa, o sintomo di una patologia sottostante. La maggior parte dei dolori alla schiena sono strutturali o muscoloscheletrici e i nervi possono essere influenzati da cambiamenti nella struttura della colonna vertebrale.

La colonna vertebrale è una parte complessa in cui sono presenti ossa ed articolazioni interconnesse chiamate vertebre. La colonna vertebrale si estende dalla base del cranio fino all'osso sacro del bacino, il coccige. Le vertebre che compongono la colonna vertebrale sono suddivise in termini di area, ed a ciascuna viene assegnato un numero in modo che tutti i medici sappiano a quale si riferiscono se ci sono problemi con la schiena.

Partendo dal collo, le 4 aree sono:

- Cervicale
- Toracica
- Lombare e
- Regione sacrale.

La regione cervicale ha 7 vertebre, la toracica 12, la lombare 5 e la sacrale 5, tutte fuse insieme. Il coccige è in realtà costituito da 4 piccole ossa fuse tra loro.

La maggior parte delle persone soffre di mal di schiena.
Fino all'80% della popolazione ne soffre almeno una
volta nella vita.

Generalmente, i dolori tendono a verificarsi nelle
persone anziane e possono pertanto aumentare con l'età,
ma naturalmente chiunque può avere dolori alla schiena
derivanti da lesioni. La prevalenza varia a seconda del
sesso. Le donne hanno più probabilità di avere dolori
lombari, causati da un prolasso o da uno scivolamento
del disco, e sono affette dalla sciatica, cioè dolori ai
nervi sciatici che partono dalla schiena fino alla parte
inferiore delle gambe.

Il tasso d'incidenza varia anche a seconda della razza.
Le donne di colore hanno da due a tre volte più
probabilità delle donne bianche di avere una parte della
colonna vertebrale inferiore fuori posto.

Quali sono le cause principali del mal di schiena?
Vedremo questo argomento nel prossimo capitolo.

Quali sono le principali cause del mal di schiena?

L'infortunio è la causa più comune del mal di schiena. Spesso deriva dal fatto che solleviamo pesi in modo sbagliato, danneggiando la colonna vertebrale, i suoi nervi o i muscoli circostanti. Ad esempio, molte persone sollevano oggetti pesanti tenendo le braccia dritte e cercando di portarli verso il petto. Questa azione causa una tensione nei muscoli, soprattutto nella parte bassa della schiena. Imparare a sollevare un oggetto pesante in modo corretto, come vedremo più avanti in questa guida, può aiutare a prevenire infortuni alla schiena e dolori.

Il mal di schiena può colpire chiunque, ma alcuni fattori che possono aumentarne il rischio includono:

Scarsa forma fisica
Il mal di schiena è più comune nelle persone fuori forma. Un corpo sano e forte rafforzerà anche la schiena.

Sovrappeso
Avere qualche chilo di troppo, soprattutto intorno alla pancia, può aumentare lo stress sulla schiena e causare dolore. Quando il corpo è flaccido, lo sono anche i muscoli, che pertanto saranno deboli e più soggetti a lesioni.

Ereditarietà

Alcune cause del mal di schiena possono avere una componente genetica ed essere ereditarie.

Svariati problemi di salute

Alcuni tipi di artrite e di cancro potrebbero anche comportare dolori alla schiena. L'osteoporosi, un assottigliamento delle ossa, può anche provocare fratture capillari, speroni ossei e altri cambiamenti strutturali che possono causare mal di schiena.

Fumare il tabacco

I fumatori con lesioni ossee guariscono circa due volte più lentamente rispetto ai non fumatori. Una delle ragioni di questa differenza può essere il fatto che non fanno circolare abbastanza sostanze nutritive nel corpo per poter guarire le ossa e favorire la buona salute della schiena. Con l'età, le ossa dei fumatori possono diventare così fragili che la semplice tosse può provocare dolori alla schiena e persino lesioni.

Il vostro lavoro

Se fate un lavoro fisico, in cui dovete spesso sollevare, spingere o tirare pesi, avrete un più alto rischio di infortuni. Molte aziende offrono ai loro lavoratori dei tutori per sostenere la colonna vertebrale, ma perché funzionino è necessario indossarli costantemente e correttamente.

Se rimanete seduti ad una scrivania per tutto il giorno e non state seduti dritti, potreste finire per aver mal di schiena. Il dolore è più comunemente localizzato nella parte inferiore della schiena, poiché questa è soggetta a maggior pressione quando si è seduti, ma potrebbe anche farsi sentire sul collo, nelle spalle e al centro della schiena.

Il dolore lombare è una delle cause più comuni del dolore, della scarsa qualità della vita e della perdita di produttività sul posto di lavoro. Il mal di schiena cronico può colpire ogni area della vostra vita, incluso il lavoro, il sonno, le relazioni di coppia, la cura dei vostri figli e molto altro ancora.

Fortunatamente, ci sono diversi modi per prevenire i problemi alla schiena e per trattarli qualora si presentassero. Tali metodologie includono rimedi naturali, farmaci e, in casi estremi, la chirurgia. I trattamenti dipenderanno dalla causa del dolore.

A volte la causa è molto evidente, come una lesione. In altri casi, il dolore è reale, ma potrebbe richiedere un processo di eliminazione per determinare da dove proviene e quali ne sono le cause.

Come sollevare gli oggetti pesanti in maniera corretta

Sollevare correttamente gli oggetti pesanti è il modo migliore per evitare infortuni alla schiena e/o di causare danni strutturali.

1- In posizione

Avvicinatevi e mettetevi in piedi vicino all'oggetto da sollevare con i piedi aperti allineati alle spalle, spostando il piede dominante (ad esempio il destro) leggermente più avanti dell'altro.

2- Accovacciarsi

Accovacciatevi accanto all'oggetto, piegando solamente le ginocchia, mantenendo la colonna vertebrale dritta. Potete appoggiare un ginocchio al pavimento, mentre l'altro deve rimanere ad un angolo di novanta gradi.

3- Rimanere dritti

È importante non curvare la colonna vertebrale. La schiena dev'essere dritta, petto in fuori, spalle indietro. Tenete la testa alta, guardando dritto davanti a voi.

4- Raddrizzare le gambe

Per sollevare l'oggetto pesante dal pavimento utilizzate i muscoli delle gambe, raddrizzando i fianchi e le ginocchia. In questo modo eviterete di sforzare la schiena.

5- Evitate di sportarvi da un lato all'altro

Quando vi alzate da terra facendo leva sui muscoli delle gambe, mantenete la schiena dritta. Evitate di torcere il busto, perché quest'azione potrebbe danneggiare i muscoli della parte bassa della schiena o comprimere un nervo.

6- Tenete l'oggetto stretto vicino a voi

Mantenete il carico il più vicino possibile al corpo. Non inchinatevi. Sollevatelo fino a raggiungere il livello della vita e dei fianchi. Non cercate MAI di sollevarlo più in alto delle spalle.

7- Fate piccoli passi

Fate movimenti lenti e graduali, procedete a piccoli passi con il vostro carico. Non cercate di camminare normalmente, perché ciò potrebbe aumentare la pressione sui fianchi e sulla schiena e magari farvi perdere la presa, facendo cadere l'oggetto.

8- Cambiare direzione con cautela

Per cambiare direzione quando si cammina con un carico pesante, occorre farsi guidare dai piedi o dalle ginocchia, senza ruotare la schiena.

9- Rimanete dritti

Mentre vi muovete mantenete le spalle ben posizionate in linea con i fianchi.

10Depositare il carico a terra senza problemi

Se dovete appoggiare il vostro oggetto pesante su un tavolo o uno scaffale, non allungate le braccia. Cercate di avvicinarvi il più possibile a dove volete metterlo e fatelo scivolare sull'area prescelta. Se avete invece intenzione di posarlo nuovamente sul pavimento, invertite il processo di sollevamento. Accovacciatevi solo con le ginocchia e i fianchi, mantenendo la schiena dritta e senza torsioni, fino a quando l'oggetto non sarà stabilmente appoggiato a terra.

Seguendo questo procedimento potreste esercitarvi utilizzando una scatola piccola e leggera fino a quando non vi sentirete pronti. In questo modo quando dovrete sollevare scatole più pesanti, eviterete di farlo nel modo sbagliato.

Se avete mai sofferto di mal di schiena saprete bene quanto può essere difficile conviverci, e fino a che punto può rovinare la qualità della vita e impedirvi di svolgere le attività quotidiane essenziali. Secondo le stime negli Stati Uniti il costo del mal di schiena è di 240 miliardi di dollari all'anno, a cui deve aggiungersi la perdita di produttività sul lavoro e a casa.

Il mal di schiena acuto e cronico può avere un impatto negativo su tutti gli aspetti della vita quotidiana, dai rapporti con i figli e il partner, alle finanze personali, al lavoro ed alle prospettive di carriera. Il mal di schiena può influenzare i ritmi del sonno, l'umore ed il piacere della vita. Fortunatamente, molte di queste drammatiche conseguenze possono essere evitate se riuscirete a prendervi cura della vostra schiena in modo appropriato.

Il mal di schiena è un problema con cui molti convivono, ma non deve rovinarvi la vita. Prendetevi cura di voi stessi e della vostra salute, utilizzate rimedi naturali e collaborate con il vostro medico per trovare una gamma di soluzioni efficaci per aiutare a curare i vostri problemi di schiena e rafforzarla cosicché goda di una salute migliore.

Al miglioramento della salute della tua schiena!

Trattamenti naturali per contribuire alla riduzione del mal di schiena

Esistono diversi rimedi naturali per il mal di schiena. E c'è una buona notizia! Vi farà infatti piacere sapere che la maggior parte di questi sono gratuiti o poco costosi. La loro efficacia dipenderà da dove il dolore è localizzato e dalla sua causa, ma in generale dovrebbero funzionare per la parte superiore, centrale ed inferiore della schiena.

Prendersi cura di sé stessi:

- Riposare quando la schiena è dolorante (ma fate attenzione a non riposarvi troppo a lungo, poiché altrimenti potreste irrigidirvi e fare più danni)
- Non state seduti per troppe ore, comportamento che causa molta pressione sulla colonna vertebrale
- Fate esercizi di stretching, con movimenti lenti e semplici
- Esercitare e rafforzare i muscoli del tronco, allena gli addominali
- Yoga per lo stretching, aumenta la flessibilità e migliora la muscolatura – provate la posizione dell'asse.
- Terapia del freddo può aiutare fare degli impacchi freddi o utilizzare una busta di ghiaccio istantaneo
- Terapia del calore - un bagno o una doccia calda, un cerotto termico o una borsa dell'acqua calda

- Idroterapia - un bagno caldo, doccia, vasca idromassaggio o una nuotata in una piscina riscaldata
- Riposare a sufficienza – per un'alta qualità del sonno l'obiettivo è di dormire 8 ore ogni notte
- Dormire su un letto che sostenga adeguatamente la schiena - il materasso non dev'essere troppo morbido. Prediligete materassi ortopedici
- Scegliere il cuscino giusto aiuta ad evitare i dolori al collo
- Cuscini ortopedici - alcuni sostengono il collo. Utilizzare un cuscino a cuneo quando si è seduti sosterrà la colonna vertebrale e i fianchi. È inoltre possibile acquistare un cuscino a cuneo appositamente sagomato da mettere tra le gambe per alleviare il dolore sciatico quando si dorme di notte.
- Assicuratevi di camminare correttamente con scarpe di qualità, evitando i tacchi alti, e prendetevi cura dei vostri piedi. Calli, duroni e simili possono comportare piedi doloranti e andature inusuali.
- Avere una sedia da ufficio ergonomica - se come la maggior parte delle persone ogni giorno passate ore alla scrivania, dovete fare attenzione o questo potrebbe avere degli effetti negativi sulla schiena
- Fare regolarmente esercizio fisico, scegliendo esercizi a basso impatto come camminare, nuotare, andare in bicicletta, fare yoga, tai chi, sollevare pesi leggeri e utilizzare fasce di resistenza
- Sollevare oggetti pesanti, compresi bambini ed animali domestici, nel modo corretto. (Torneremo su questo argomento più avanti)

Esistono svariate alternative alle medicine che si sono
dimostrate efficaci per alleviare il dolore.
Ecco alcuni suggerimenti:

Meditazione

La meditazione permette di concentrare la mente, per
alleviare il dolore e lo stress.

Rilassamento guidato

Imparerete a tendere e poi rilassare i muscoli, per
allentare la tensione. Le tensioni e le contratture sono i
principali fattori che contribuiscono al mal di schiena.

Medicina tradizionale cinese (MTC)

La MTC per il mal di schiena comprende l'agopuntura e
la digitopressione. Entrambi stimolano i "meridiani", o
centri energetici del corpo, per promuovere la salute e
la guarigione. L'agopuntura utilizza piccoli aghi sottili.
La digitopressione utilizza invece le dita.

Massaggio

I massaggi terapeutici, sia da parte della persona amata,
sia da parte di un massaggiatore professionista, possono
aiutare ad alleviare il dolore e lo stress e a sciogliere le
tensioni muscolari.

Aromaterapia

L'aromaterapia utilizza estratti vegetali noti come oli essenziali per mantenere la buona salute e favorire la guarigione. Gli oli essenziali possono essere inalati, aggiunti all'acqua per un bagno caldo o utilizzati come parte di un massaggio terapeutico. Determinati oli che favoriscono la calma e il rilassamento, come la lavanda, la rosa e il pino, possono alleviare il mal di schiena.

Fisioterapia

Una clinica sportiva o un fisioterapista possono combinare una manipolazione delicata con un programma di esercizi che vi aiuteranno ad alleviare il vostro mal di schiena ed a prevenire futuri traumi.

Trazione/decompressione della colonna vertebrale

Esistono diversi modi per allungare la colonna vertebrale e allentare la pressione dai nervi compressi e dai dischi.

Scuola della schiena

Per saperne di più sulla vostra postura e sulle dinamiche del corpo.

Specialista della terapia del dolore

Un programma di terapia del dolore può offrire una vasta gamma di soluzioni, dai rimedi naturali ai farmaci, per aiutarvi a sentirvi meglio.

Se dopo aver provato tutti questi metodi di auto-cura e
di medicina alternativa avete ancora mal di schiena,
sarà giunto il momento di informarvi sui farmaci
disponibili per alleviare il dolore.

Suggerimento n. 1: Bevande antinfiammatorie

L'infiammazione è una risposta naturale del corpo. Quando l'organismo percepisce un danno, un'infezione, una lesione o una tossina, cerca di guarirsi da solo. In questi casi, la distruzione cellulare attiva il sistema immunitario.

Il sistema immunitario produce anticorpi e proteine aumentando il flusso sanguigno verso l'area colpita.

Per le infiammazioni più acute, il processo dura solo poche ore o giorni. Tuttavia, per chi ha un'infiammazione cronica, il corpo si abitua alla nuova condizione e rimane in uno stato di allerta costante. La ricerca ha dimostrato che questo stato può avere un ruolo in diverse condizioni, dall'asma al cancro.

Per aiutare a ridurre l'infiammazione della schiena, mantenere una dieta antinfiammatoria può aiutare a diminuire la risposta immunitaria ed il dolore.

Vedremo quali sono gli alimenti antinfiammatori più avanti, ed ora ci occuperemo delle bevande antinfiammatorie che giocano un ruolo vitale e sono facilmente consumabili ogni giorno.

Di seguito troverete una lista di bevande antinfiammatorie da consumare per allontanare il dolore e l'infiammazione.

Latte di curcuma

Gli effetti positivi della curcuma sono noti in tutto il mondo, e c'è una ragione per questo. Questa spezia asiatica contiene una grande varietà di antiossidanti che aiutano a ridurre l'infiammazione e ad alleviare il dolore artritico.

La curcuma è disponibile in quasi tutti i negozi di alimentari nella sezione delle spezie. Per preparare questa bevanda, basterà versare mezzo cucchiaino di curcuma in un bicchiere di latte caldo. Potrete poi addolcirlo a piacere o berlo così com'è. Se il latte vaccino aumenta l'infiammazione, provate invece ad aggiungere la spezia al latte di mandorla.

È preferibile berlo alla sera prima di andare a letto, per permettere agli antiossidanti di agire sul corpo mentre riposate.

Succo di ciliegia

Una bevanda facile da trovare e ricca di antiossidanti è il succo di ciliegia. Quando acquistate il succo al supermercato, assicuratevi che sia a basso contenuto di zucchero o privo di zuccheri aggiunti e che includa l'estratto di amarena. L'estratto contiene ingredienti anti-infiammatori in abbondanza.

Tè verde allo zenzero

Sia il tè verde che lo zenzero sono noti per la loro capacità di diminuire l'infiammazione nel corpo dopo un consumo prolungato.

È possibile acquistare sia il tè verde che il tè allo zenzero separatamente, o combinati per comodità.

Provate ad aggiungere una tazza di tè su base quotidiana al vostro stile di vita per alleviare il vostro disagio.

Le bevande antinfiammatorie devono essere prive di sostanze chimiche e zuccheri aggiunti.

Cercate sempre di mangiare e bere ingredienti sani per evitare di introdurre sostanze chimiche nocive nel vostro corpo. Queste sostanze chimiche possono avere effetti negativi sia sull'infiammazione che sulla salute mentale.

Suggerimento n. 2: Come dormire bene

La qualità del sonno e il riposo notturno sono condizioni estremamente comuni che possono portare complicazioni alla nostra vita quotidiana, e il dolore acuto o cronico non fa che peggiorare le cose. Stare sdraiati con la schiena o il collo dolorante può spesso essere insopportabile.

Quante volte eravate pronti per addormentarvi, stavate sdraiati, e il dolore vi ha svegliato, impedendovi di rilassarvi e dormire serenamente risvegliandovi ristorati?

Dormire bene e per la giusta quantità di ore è incredibilmente importante non solo per la schiena, ma per tutto il corpo.

Mentre la mente riposa, il corpo continua a lavorare, per riparare i danni fatti durante la giornata. Quando non si dorme abbastanza il corpo ne risente, l'infiammazione e il dolore aumentano.

Aiutare il corpo a rilassarsi rapidamente e sprofondare in un ristoratore sonno profondo può risultare difficile senza l'aiuto di sonniferi, i cui effetti collaterali possono rivelarsi dannosi.

Qui di seguito troverete una lista di alcuni integratori completamente naturali che potrete provare uno alla volta, per aiutarvi a raggiungere il sonno profondo tanto cruciale.

Melatonina: La melatonina è una sostanza chimica prodotta naturalmente nella ghiandola pineale posta alla base del cervello.

La melatonina è importante per aiutare il vostro corpo a regolarizzare il ritmo sonno-veglia.

La melatonina viene assunta per ristabilire l'ordine nel corpo per quanto riguarda il sonno, inclusi i casi in cui questo sia disturbato dai dolori. La melatonina funziona con il ritmo naturale del corpo, ma può occasionalmente comportare effetti collaterali negativi come sonnolenza diurna, mal di testa e depressione a breve termine.

Valeriana: La valeriana è una pianta erbacea che cresce in Asia e in Nord America. L'olio di valeriana viene incapsulato e assunto per via orale.

La valeriana ha un effetto calmante per la mente e riesce così a sedare il cervello. La sedazione permette al corpo di rilassarsi e all'infiammazione di recedere. La valeriana può anche essere utilizzata per trattare i disturbi d'ansia e la depressione.

L-teanina: La L-teanina è un aminoacido naturale che risulta particolarmente presente nelle foglie di tè verde e nero.

La L-teanina vanta numerose proprietà, tra cui troviamo le proprietà rilassanti. Aiuta pertanto a rilassare la mente e il corpo quando assunta in dosi di 200-400 mg, favorendo un sonno di qualità, più profondo e riposante.

Questo aminoacido può essere trovato in piccole dosi nel tè, o essere assunto in dosi maggiori sotto forma di capsule o compresse.

Come sempre, consultate il vostro medico prima di iniziare ad assumere qualsiasi tipo di integratore. Difatti, alcuni integratori, anche se completamente naturali, possono avere interazioni con certi tipi di farmaci.

Suggerimento n. 3: Postura statica

Con il termine postura statica si indica il mantenimento di una determinata posizione o postura per un periodo di tempo prolungato, spesso dovuto alla sedentarietà. I muscoli della schiena e del collo spesso subiscono una pressione eccessiva quando le articolazioni delle gambe e delle anche sono sovraffaticate o stressate.

Mantenere la stessa posizione, postura, o ripetere lo stesso movimento esercita pressione sulle articolazioni.

Fare movimento è cruciale. Che sia ad alta o bassa intensità, fare attività fisica o più semplicemente muoversi sposta i punti di pressione e può aiutare ad evitare che la schiena e il collo subiscano lo stress di altre articolazioni.

È fondamentale prestare attenzione al bacino ed alle articolazioni, rilevando le pressioni e le tensioni, in modo da sapere quando è il momento di muoversi.

Prendete l'abitudine di spostarvi e cambiare posizione regolarmente.

Postura : Se siete mai stati in piedi nello stesso punto per un periodo di tempo prolungato, e poi avete ruotato le spalle all'indietro, avrete sicuramente sentito il rilascio di tensione nella schiena.

La postura influisce su molti aspetti del corpo, soprattutto sul collo e sulla colonna vertebrale. Concentratevi sui muscoli delle spalle e del collo e regolatele per mantenere una postura corretta e diritta.

Rotazione delle attività: Molte persone hanno un lavoro in cui stanno in piedi e ripetono un solo movimento per più ore oppure stanno seduti a fare lo stesso. Se potete, provate a ruotare le attività o la vostra posizione più volte al giorno, se non di più.

Passando dalla posizione eretta a quella seduta, dal girare al piegamento, e persino facendo attenzione alla posizione in cui tenete il mento può aiutare a ridurre lo stress sulle articolazioni, la fatica e la pressione sulla schiena e sul collo.

Rimanere **<u>seduti troppo a lungo:</u>** Rimanere seduti per un periodo di tempo prolungato finirà per comprimere i dischi della schiena. La compressione mette a dura prova i muscoli dalla parte bassa della schiena sino alla base del collo. Può anche influire sulla postura.

Provate a fare una pausa di due minuti ogni ora e semplicemente passeggiare per la casa o l'ufficio.

Suggerimento n. 4: Yoga

Praticare yoga è uno dei modi migliori per allungare la spina dorsale e rafforzare il proprio corpo. Inserire lo yoga nella vostra routine ed eseguire gli esercizi correttamente ha svariati benefici, dal migliorare la digestione alla perdita di peso, dalla salute mentale all'offrire sollievo dal dolore.

Ma lo sapevate che lo yoga, non solo è un ottimo modo per allungare la spina dorsale, ma vi permetterà anche di rafforzare i muscoli della schiena?

Più in dettaglio, le giuste pose yoga possono rafforzare i muscoli paravertebrali che aiutano a piegare la colonna vertebrale, i muscoli multifidi che stabilizzano le vertebre e il muscolo addominale trasversale.

Questi muscoli aiutano a sostenere le zone più deboli della schiena e riducono lo stress sulla colonna vertebrale.

L'elemento chiave per rafforzare e allungare questi muscoli è dato dall'eseguire correttamente le pose. Mantenere la posizione corretta è particolarmente importante quando si tratta di pose concentrate sulla schiena.

Quindi, se avete da poco iniziato a dedicarvi allo yoga, o a fare pose, assicuratevi di imparare da una persona qualificata per insegnare yoga. In questo modo, non solo saprà aiutarvi a perfezionare il movimento per ottenere il risultato migliore, ma potrà anche assistervi in caso di infortunio.

Suggerimento n. 5: Meditazione

La meditazione non è solo per le persone che praticano yoga. È possibile praticare la meditazione ovunque e in qualsiasi momento per aiutare a rilassare il corpo.

La meditazione ha la capacità di ridurre l'ansia e lo stress, rilassare il corpo e rilasciare endorfine, sostanze chimiche prodotte dal cervello che ci fanno sentire felici ed appagati.

Mindfulness (consapevolezza) è una delle componenti principali della meditazione e la più facile da praticare diverse volte al giorno. La pratica della consapevolezza vi spingerà a concentrarvi su di voi, sul vostro corpo e sul momento attuale.

Quando sarete in sintonia con il vostro corpo, riuscirete ad allenare la vostra mente e comprendere il modo in cui percepisce il dolore. Questo cambiamento nella percezione può aumentare la vostra tolleranza e ridurre lo stress causato dal dolore sul vostro corpo.

La meditazione mindfulness non è qualcosa che serve praticare per ore e ore. Questa tecnica può essere praticata per cinque o dieci minuti, praticamente ovunque.

Potete spendere dieci minuti ogni mattina nella quiete della vostra camera, ascoltare musica sull'autobus, o fare una breve pausa mentre siete al lavoro.

Se meditare proprio non fa per voi, provate a spendere qualche minuto ogni giorno concentrandovi su respiri profondi.

Nel farlo, liberate la mente e lasciate che i vostri polmoni si espandano assorbendo l'aria. Con questa semplice azione, vi sentirete molto più in sintonia con il vostro corpo.

Suggerimento n. 6: L'importanza dell'acqua

La terapia in acqua è una delle migliori forme di esercizio e di supporto terapeutico per coloro che hanno problemi alla schiena.

Il galleggiamento in acqua permette movimenti prolungati con un maggiore sostegno per i muscoli e le articolazioni e richiede uno sforzo minore per il resto del corpo.

Questa forma di esercizio è indicata per tutti coloro che faticano con qualunque terapia fuori dall'acqua a causa della moderazione, è adatta a qualsiasi tipo di mal di schiena.

Oltre alla bassa resistenza a terra, il corpo tende ad irrigidirsi a causa della reazione del cervello al dolore. Questa paura spesso impedisce di completare propriamente lo stretching e la terapia.

La terapia in acqua permette di trovare sollievo dal dolore, e un movimento più completo aiuta a ottenere il massimo beneficio dai trattamenti. Questo rilassamento riduce anche la pressione sulle articolazioni e può portare a una diminuzione prolungata del dolore.

Ma l'acqua non deve essere utilizza solamente per l'esercizio fisico e la terapia.

Infatti, può anche diventare la fonte primaria di rilassamento per la schiena.
L'utilizzo di piscine calde ad immersione genera un effetto terapeutico sui muscoli e sulle articolazioni.

Suggerimento n. 7: Calore

La terapia del calore viene utilizzata su una pletora di lesioni ed è ancora uno dei rimedi più efficaci per il dolore alla schiena e al collo.

L'utilizzo del calore sulle aree danneggiate come metodo per ridurre il dolore può avviare diversi processi. Il calore dilata i vasi sanguigni nei muscoli che circondano la colonna vertebrale lombare.

La dilatazione permette di migliorare il flusso sanguigno, ricco di sostanze nutritive e ossigeno, che aiutano a guarire i tessuti danneggiati presenti.

Il calore stimola anche i recettori della pelle. L'effetto sui recettori sensoriali diminuisce la trasmissione dei segnali di dolore al cervello, permettendo così di alleviare il dolore.

Il sollievo dal dolore che si ottiene grazie al calore non è permanente, ma è molto utile quando l'intensità del disagio è elevata. Il comfort a volte può essere istantaneo.

Un altro importante effetto della terapia termica è la facilitazione dello stretching per i tessuti molli che circondano la colonna vertebrale. Questo include anche i muscoli e le aderenze.

Fare stretching riduce la rigidità e il rischio di lesioni. L'esercizio aumenta l'elasticità dei muscoli, con la positiva conseguenza di portare alla diminuzione del mal di schiena.

La terapia del calore è spesso molto economica e facile da mettere in pratica, e può essere somministrata pressoché ovunque.

Quando si è a casa, è possibile fare un bagno caldo o una doccia, e mentre si è fuori, si possono utilizzare i cuscinetti riscaldanti portatili. Spesso, è sufficiente accendere i sedili riscaldati in macchina per alleviare il dolore.

Assicuratevi sempre di somministrare la terapia del calore in modo sicuro e fate attenzione alla temperatura per evitare ustioni alla pelle.

Suggerimento n. 8: Vitamina D3

Proprio come il calcio, anche la vitamina D gioca un ruolo essenziale per il corpo. Ma cos'è che fa esattamente la vitamina D?

La vitamina D3 è una vitamina liposolubile che aiuta il corpo ad assorbire calcio e fosforo. Assumere abbastanza vitamina D è essenziale per mantenere la salute delle ossa.

La vitamina D viene prodotta naturalmente dal corpo quando la pelle è esposta alla luce del sole. Tante cose diverse possono portare ad una carenza di questa vitamina, tra cui l'esposizione limitata alla luce del sole, la protezione solare, indumenti protettivi e l'età.

Una recente relazione peer-reviewed ha rilevato che la somministrazione di vitamina D può fornire sollievo dal dolore fino al 95% dei pazienti che soffrono di mal di schiena.

Stewart B. Leavitt, l'autore del rapporto ha dichiarato:
"La nostra analisi dei risultati della ricerca, che ha preso in esame 22 studi clinici effettuati su pazienti che lamentavano dolore, ha rilevato che le persone affette da mal di schiena cronico presentavano quasi sempre livelli insufficienti di vitamina D.
Quando è stata fornita una sufficiente integrazione di vitamina D, il loro dolore è svanito o è stato perlomeno ridotto in misura significativa".

Lo studio ha affermato che dalla carenza di vitamina D potrebbe derivare un indebolimento delle ossa, o osteomalacia, che provoca dolore.

La parte bassa della schiena è uno dei punti principali in cui si lamenta questo dolore. In uno studio condotto su 360 persone che soffrono di mal di schiena, il 95% è risultato essere carente in vitamina.

Per quanto riguarda la dose di vitamina D necessaria per alleviare il dolore, si raccomanda di assumere fino a 2000 UI o più. La dose attualmente raccomandata è di sole 600 UI. Assicuratevi di consultare il vostro medico per comprendere quale sia il trattamento raccomandato e che sia sicuro iniziare a prendere questo supplemento.

Suggerimento n. 9: diete anti-infiammatorie

Ciò che introduciamo nel nostro organismo è altrettanto importante, e spesso ancora più importante, di ciò che trattiamo all'esterno. Un'alimentazione sana non solo aiuta a mantenere un peso sano, ma influisce anche sulla mente e sulla tolleranza al dolore.

L'obesità può causare o aggravare i problemi alla schiena, facendo pressione e aumentando lo sforzo sulle articolazioni e sui muscoli.

Gli alimenti che vengono consumati, e in quali quantità, possono prevenire e in certi casi far regredire molti problemi di salute. Questo include diversi tipi di dolori alla schiena.

Abbiamo già discusso in questo libro gli effetti dell'infiammazione sul mal di schiena. Uno dei modi migliori per eliminare l'infiammazione è seguire una dieta antinfiammatoria.

Diversi studi sul trattamento del mal di schiena hanno dimostrato che questa dieta può rivelarsi efficace tanto quanto i farmaci antinfiammatori non steroidei, come l'aspirina e l'ibuprofene.

La dieta antinfiammatoria non è difficile da seguire, e probabilmente rimarrete sorpresi di quanti alimenti idonei per questa dieta già mangiate.

Ecco una lista di alcuni dei principali alimenti antinfiammatori suggeriti per questa dieta:

- Frutta e verdura dai colori vivaci come carote, barbabietole, mirtilli e arance
- Pesci grassi come salmone, sardine e sgombri
- Semi come chia, zucca e girasole
- Verdure a foglia verde come spinaci, verza, broccoli e cavolo riccio
- Noci come mandorle e nocciole
- Grassi monoinsaturi sani come l'avocado, l'olio di colza e l'olio d'oliva

Non è importante solamente quello che mettete nel vostro corpo, ma anche ciò che evitate. State lontani dagli alimenti che favoriscono l'infiammazione, come i fast food, gli alimenti trasformati, ad alto contenuto di grassi saturi e i carboidrati raffinati.

Se vi sforzate di seguire un regime alimentare sano e completo, il vostro corpo vi ringrazierà.

Suggerimento n. 10: Calcio

Tutti sanno che il nostro corpo ha bisogno di calcio per mantenere le ossa forti, ma in che modo il calcio può essere utile per il mal di schiena?

Oltre ad essere vitale per preservare i denti e le ossa forti, assumere la giusta dose di calcio, in combinazione con la vitamina D, può alleviare il dolore causato da condizioni che influenzano la massa ossea e la loro forza.

L'apporto di calcio raccomandato varia a seconda dell'età, ma in media l'assunzione per un adulto dovrebbe essere compresa tra 1.000 e 2.000 mg al giorno.

La maggior parte delle persone non dovrebbe assumere più di 2.000 mg al giorno, poiché un eccesso di calcio può causare problemi cardiaci e aumentare il rischio di fratture ossee.

Il calcio può essere assunto per via orale sotto forma di integratori, ma può anche essere trovato nell'alimentazione quotidiana. Alcuni dei migliori alimenti ricchi di calcio sono:

- Salmone e sardine in scatola

- Latticini, come i formaggi non trasformati, il latte e lo yogurt naturale

- Verdure a foglia verde come broccoli e cavolo riccio

- Soia e tofu

Il vostro medico potrà anche prescrivervi un integratore di calcio o mandarvi da un dietologo.

Il dietologo sarà in grado di fornire raccomandazioni nutrizionali più specifiche in base alla dieta, all'età, al peso ed allo stato di salute.

Conclusione

Il mal di schiena, che è incredibilmente comune, può essere debilitante. Nella vostra vita potreste esserne affetti temporaneamente o a lungo termine, rendendovi più difficile dedicarvi persino alle attività quotidiane. Il dolore potrebbe anche influire negativamente sulle vostre attività quotidiane essenziali come il lavoro e l'esercizio fisico.

Ma per fortuna è possibile cambiare le cose.

Scegliere di porre rimedio al dolore alla schiena attraverso approcci olistici e completamente naturali non solo vi aiuterà nel breve termine, ma vi permetterà di ottenere un corpo più sano e forte a lungo termine.

Seguire un'alimentazione sana, fare esercizio fisico, imparare a riconoscere i segnali del proprio corpo, e comprendere la scienza alla base dei rimedi vi aiuterà a gestire meglio il vostro dolore, così potrete tornare a vivere la vita che meritate.

Non sentitevi intrappolati, dipendenti dagli antidolorifici e prigionieri di uno stile di vita sedentario.

Assicuratevi di consultare sempre il vostro medico prima di incominciare qualsiasi terapia per il trattamento del dolore e ascoltate sempre il vostro corpo.

Capitolo bonus
Principi generali di igiene

Il presente capitolo tratta i principi e le leggi naturali riguardanti le pratiche sanitarie generali. Questi principi fondamentali di igiene, da soli, **potrebbero** essere la risposta a molte malattie che affliggono l'epoca contemporanea. Questo capitolo è stato scritto utilizzando un tono che potrebbe apparire piuttosto particolare ed autoritario; questo è il risultato deliberatamente cercato.

Lo scopo di questo capitolo è aiutarvi a realizzare che le vostre abitudini quotidiane giocano un ruolo molto importante per la vostra salute.

Scegliere buoni medici:

Prediligete i medici che operano rispettando le leggi della natura. Ove necessario, vi cureranno con farmaci alternativi, che sono in armonia con la natura. Questi medici hanno imparato ad analizzare i messaggi che il vostro corpo invia attraverso il dolore.

Tali medici professionisti non cercano di nascondere il vostro dolore fisico e le vostre malattie con sostanze artificiali create dall'uomo, che possono portare alla malattia. Sanno che la malattia e il dolore non sono altro che messaggi, inviati dal vostro corpo, per aiutarvi a ristabilire l'ordine e l'equilibrio nella vostra vita.

Vi cureranno cercando di scoprire le cause dei vostri squilibri mediante il dialogo, l'esame del vostro corpo e, infine, con l'ausilio di analisi scientifiche come campioni di sangue o radiografie, per aiutarvi a stare meglio.

Per alleviare il dolore, utilizzano principalmente piante o strumenti che hanno un effetto benefico per sistemare i vostri organi, i tendini, i nervi, i muscoli e le ossa, e lavorano sull'equilibrio dell'energia del vostro corpo.

State alla larga dai medici che cercano di nascondere il vostro dolore e i sintomi dei vostri squilibri, senza mai preoccuparsi di quali siano le cause delle vostre malattie. Per farlo, vi prescriveranno sempre più sostanze artificiali e narcotici creati dall'uomo.

Questo non fa altro che avvelenarvi sempre di più, aggravare le vostre malattie o causarne di nuove, e vi condurranno, in modo irreversibile, ad una morte prematura, provocando a volte grandi sofferenze.

I microbi e i batteri non sono vostri nemici, ma vostri amici, se il vostro corpo è in salute. Esistono per pulire il vostro corpo e rafforzare il vostro sistema immunitario. Ci sono permanentemente circa un chilogrammo e mezzo di microbi e batteri nel corpo umano, presenti nel vostro sangue, nei polmoni e nel tratto digestivo per rafforzare il sistema immunitario e migliorare la salute.

Un buon medico non cerca di uccidere i batteri ed i microbi naturalmente presenti nel vostro corpo somministrando preparati antibatterici o antimicrobici, ma tenta piuttosto di migliorare le condizioni generali del vostro corpo in modo da aiutare i microbi ed i batteri esistenti a fare il loro lavoro di pulizia e difesa, proteggendovi dalle malattie. I cattivi dottori fanno, invece, il contrario.

Per fare un esempio, praticamente è come se tentassero invano di eliminare zanzare e microbi dalle paludi, senza considerare che esistono proprio per ripulirle. Se un'area paludosa costituisce un problema, basterà ripulirla e asciugare il terreno drenando l'acqua e, una volta che la palude sarà scomparsa e il terreno ripulito, le zanzare ed i microbi scompariranno da soli.

Lo stesso vale per il corpo umano. Lasciate che i microbi ed i batteri continuino a fare il loro lavoro all'interno del vostro corpo e, per quanto in vostro potere, mantenetelo in salute seguendo i principi di uno stile di vita sano. Tuttavia, badate bene che questo libro non vuole tenervi alla larga da tutti i medici.

La medicina si è evoluta moltissimo nel corso dei secoli. Ci sono degli ottimi medici in circolazione e sta a voi trovarli. Un buon medico, se deve usare farmaci approvati, si affida agli ospedali e ai laboratori per indagare sulle cause della vostra malattia e stabilire la sua diagnosi con l'obiettivo di purificare il vostro corpo.

Nutrizione:

Nel corso dei millenni, la natura ha costantemente migliorato la circolazione e rafforzato il sistema immunitario dell'uomo. Oggi le malattie non sono più causate dai germi, ma da abitudini di vita malsane.

Purificandovi seguendo abitudini di vita salutari vi permetterà di allontanare naturalmente dal vostro corpo potenziali germi, virus e batteri nocivi.

Per condire il vostro cibo, dovreste evitare di utilizzare qualsiasi sostanza artificiale prodotta dall'uomo e prediligere erbe aromatiche e spezie naturali che provengono dalle piante.

Non utilizzate sostanze artificiali, create dall'uomo, nel vostro cibo. Queste vengono apparentemente usate per conservare meglio il cibo, migliorarne la consistenza, aggiungere colore o cambiarne il sapore. Tali sostanze sconvolgono l'armonia e l'equilibrio del vostro corpo.

State lontani anche da tutti i cibi elaborati prodotti a livello industriale e prendetevi il tempo di cucinare i vostri pasti. Gli alimenti trasformati non solo sono pieni di sostanze artificiali, ma sono anche adulterati e privati delle sostanze nutritive essenziali e degli oligoelementi naturali.

Come abbiamo già visto, per mantenere l'equilibrio del vostro corpo, dovrete astenervi dal cercare di curarvi con qualsiasi farmaco sintetico creato dall'uomo, o dal cambiare completamente la vostra dieta, tranne quando ciò vi viene prescritto da un medico competente. Ma dovete anche evitare qualsiasi sostanza che possa alterare o modificare il vostro stato di consapevolezza.

Pertanto, è necessario non far uso di sostanze sintetiche come l'eroina, derivata dalla pianta del papavero, o la cocaina, derivata dall'albero di Kola. Queste piante sintetizzate o raffinate alterano, stimolano o intorpidiscono le vostre percezioni sensoriali naturali.

In origine, tutti i narcotici venivano ricavati dalle piante, ed esistevano per essere utilizzati con saggezza, solo nell'arte della medicina o per la decorazione di ambienti.

Dovreste anche comprendere che ogni volta che perforate la vostra pelle o organi, come la lingua o i denti, per agganciare qualcosa o mescolare diversi metalli e altri materiali, non state rispettando il vostro corpo. Il vostro corpo è già di per sé un miracolo.

Lo stesso vale quando si modifica la struttura della pelle, o dei denti, incorporando sostanze estranee, come inchiostro, mercurio o piombo. Perforando o modificando la vostra pelle in particolare, e il vostro corpo in generale, senza prescrizione medica, non rispettate il vostro corpo.

Se avete già fatto queste cose, allora dovreste assolutamente liberarvene e ripristinare la vostra salute.

Nessuna pianta dovrebbe essere fumata. Il tabacco, l'eroina e la cannabis sono prodotti fatti per curare contusioni e determinate patologie.

Non esiste una pianta da fumare. Esistono per compiacere l'occhio, per gli alimenti o, come già detto, per essere usate con saggezza nell'arte della medicina o per la decorazione dell'ambiente.

Dovreste anche limitare il consumo di tè e caffè ad un massimo di 3 tazze al giorno. Andando oltre questa quantità, le molecole di teina e caffeina contenute in queste bevande influiscono sull'efficacia sinaptica e accorciano la vita. Nel frattempo, diventerà palese che la vostra memoria e la vostra capacità di analisi e di sintesi inizieranno a funzionare in modo meno efficace.

Inoltre, evitate completamente le bevande fredde industriali che dal XX secolo la gente chiama *soda*. Gli additivi artificiali, come i dolcificanti che troviamo in queste bevande, influenzano anche l'efficacia sinaptica, uccidono le cellule cerebrali e creano disturbi organici. Questo può causare malattie, come quella conosciuta con il nome di morbo di Alzheimer, e porterà all'accorciamento della vostra vita.

Svariati frutti e semi oleosi, appena raccolti, maturi e prontamente trasportati da produttori locali, dovrebbero essere alimenti base nella vostra dieta. A seconda del vostro appetito e delle vostre preferenze, dopo averli lavati e sbucciati, consumateli a colazione come alternativa ad altri alimenti. Potete mangiarli anche circa 30 minuti prima di pranzo o cena, e anche tra un pasto e l'altro.

Lasciatevi inebriare dal colore e dal profumo del frutto. Nel frutto, sentite la vita che risveglia le vostre papille gustative e stimola l'apparato digerente, mentre il cibo entra nel corpo.

Per poter beneficiare di questa bella armonia, quando mangiate un frutto o una noce, masticate lentamente fino a quando il frutto diventa come un succo.

Allo stesso modo, se ne avete voglia o bisogno, non esitate a mangiare semi oleosi tra un pasto e l'altro, come noci, nocciole o anacardi, masticandoli lentamente. Questo tipo di frutta secca si trasforma in latte vegetale in bocca e offre al vostro corpo elementi oligoelementi molto utili per mantenervi in buona salute.

In questo modo, noterete che, gradualmente, sentirete meno il bisogno di pasti abbondanti con cibi cotti sul fornello o al forno, che richiedono lunghe preparazioni.

A pranzo e a cena, mangiate tutte le verdure miste che volete, privilegiando quelle che potete consumare crude.

Ricordatevi sempre di sbucciarle e lavarle accuratamente con acqua corrente.

Quando sbucciate le verdure, comprese quelle che crescono sotto terra come le carote o le patate, così come l'aglio, le cipolle o i funghi, non preoccupatevi di uccidere esseri viventi microscopici come i batteri o i microbi, che sono concepiti in modo da essere protetti dalle mani dell'uomo e da vivere in armonia con questo, quando sbuccia le verdure.

Anche se avete un alto livello di igiene, ricordate che avete in voi, e su di voi, miliardi di esserini infinitamente piccoli, come batteri e microbi, che contribuiscono all'equilibrio della vostra pelle, di tutti i vostri organi e soprattutto del vostro apparato digerente.

Riso, grano e tutti i cereali naturalmente autoprodotti sono indispensabili nella vostra dieta.

Sono perfettamente indicati per alimentare l'uomo se non sono stati oggetto di manipolazioni genetiche. Anche i legumi come fagioli, piselli, lenticchie andrebbero consumati quotidianamente, con moderazione, a complemento degli altri alimenti, per costruire o rigenerare le cellule, soprattutto i muscoli, e mantenere l'equilibrio del sangue.

Dovete consumare questi cereali e legumi con moderazione ogni giorno, idealmente a pranzo piuttosto che a cena, perché contengono gli elementi necessari per costruire o rigenerare le vostre cellule, ma richiedono più tempo per essere digeriti rispetto a frutta e verdura.

Tra un pasto e l'altro, è consigliabile mangiare 8 o 10 semi oleosi come noci, mandorle o nocciole, ricordandosi di farlo masticando lentamente, fino a poter assaporare il latte vegetale che rilasciano.

Non bevete alternative al latte o latte di soia prodotto nelle fabbriche, perché il latte a base vegetale industriale non contiene praticamente nessuna vitamina e micronutrienti naturali.

Come già consigliato per la frutta al mattino, sia che mangiate verdura cruda o cotta, grano o legumi, nutritevi con il colore e con l'odore di ogni alimento.

Quando mangiate, masticate lentamente, con rispetto, gratitudine e apprezzamento per il cibo salutare.

Il vostro corpo necessita di assumere dai 2 ai 3 litri d'acqua al giorno. In particolare, otterrete quest'acqua dalla vostra dieta quotidiana ricca di frutta, legumi, verdure crude e cereali.

Il vostro fabbisogno di acqua dovrà essere integrato bevendo, ogni giorno tra i pasti (*e mai durante i pasti*), da 1 a 2 litri d'acqua al giorno.

Consigliabile anche non bere affatto, o bere poca acqua durante i pasti per non perdere o danneggiare le sostanze nutritive presenti nel cibo. Rispettando queste semplici regole di buon senso, godrete di un'ottima salute.

Digiuno e riposo:

Oggigiorno, numerosi studi evidenziano le incredibili virtù terapeutiche e purificanti del digiuno:

Perdita di peso, miglioramento di alcune malattie croniche, miglioramento delle funzioni cognitive, depurazione dell'apparato digerente e purificazione del nostro corpo, eccetera.

L'autore parte dal presupposto che mangiamo troppo e che il digiuno permette al corpo di riposare e purificarsi. In questo modo il corpo viene ripulito dalle vecchie cellule, dai grassi, dai rifiuti e dalle tossine.

Digiunare non ha nulla a che fare con l'anoressia, che è una malattia. Non è pericoloso, ed è accessibile a tutti (eccetto in alcuni casi patologici), perché abbiamo delle riserve per mantenerci in forma senza problemi per diversi giorni.

Esistono diversi tipi di digiuno:
- Digiuno a base d'acqua
- Digiuno secco
- Digiuno intermittente

Vi invitiamo ad informarvi per conoscere meglio tutti questi tipi di digiuno.

Occorre notare che non si tratta solo di alimentazione, ma è una filosofia di vita vera e propria. Si tratta di riposare da tutti i punti di vista: televisione, tecnologia, musica.

Perché non ridurre la quantità di tempo passato al telefono - il tempo speso ad ascoltare brutte notizie, o con la musica ad alto volume per troppo tempo?

Tutto questo sta sovrastimolando il vostro corpo.

Anche se il presente capitolo è stato scritto con un tono imperativo, è pensato per darvi qualche spunto di riflessione.

L'obiettivo è farvi comprendere che una vita sana gioca un ruolo molto importante per il vostro generale stato di salute.

Uno stile di vita salutare permette di facilitare la guarigione e talvolta anche di prevenire la comparsa di malattie in futuro.

Conclusione
Grazie!

Congratulazioni, siete arrivati alla fine di questo libro.
Mi auguro che abbiate compreso quanto è importante prendervi cura di voi stessi e del vostro corpo.
La vostra salute dovrebbe sempre essere la vostra priorità assoluta.

Perché, diciamocelo: **C'è qualcosa di più prezioso per gli esseri umani della propria salute**?

Come sempre, vi consigliamo di consultare il vostro medico prima di intraprendere qualsiasi cambiamento.
Questo libro è soltanto una raccolta di consigli di cui è stata dimostrata l'affidabilità, ma non dimenticate che, come ogni altro libro, non può sostituire una diagnosi di qualità da parte di un medico qualificato.

Il vostro regalo
eBook gratuito sugli alimenti alcalini

Per ringraziarvi di aver letto questo libro, vi offriamo un libro digitale in formato PDF che potrete leggere a casa vostra!

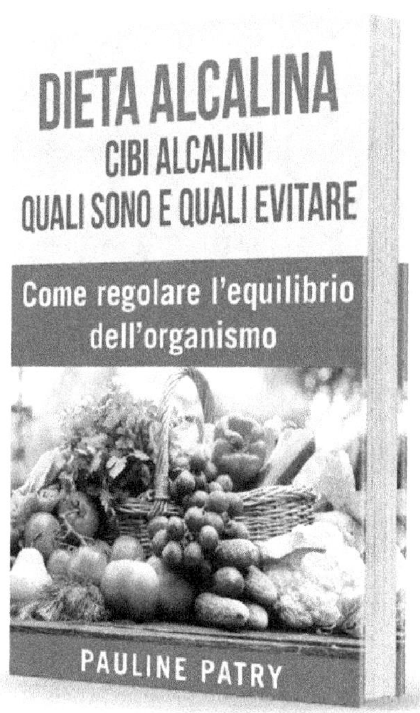

È un libro sull'equilibrio acido-basico del vostro corpo. Imparerete a regolare questo equilibrio. Scoprirete quali alimenti evitare e quali cibi scegliere.

Per un campione gratuito del libro, potete visitare questo sito web:

https://katvio.com/prenota

In alternativa, potete scansionare il seguente codice QR con il vostro smartphone, e il link si aprirà automaticamente:

Il vostro feedback su questo libro

Se pensate che questo libro potrebbe aiutare altre persone in difficoltà, vi preghiamo di dedicare qualche minuto del vostro tempo per condividere una recensione positiva.

Se questo libro non vi è piaciuto, potete contattare l'autore per condividere i vostri commenti. Siamo seriamente interessati alle vostre opinioni, che ci permetteranno di continuare a migliorare questo libro. Pertanto, se avete un commento o una miglioria da suggerire, potete contattare direttamente l'autore utilizzando questo link:

https://katvio.com/opinione

Inoltre, se ritenete che questo libro potrebbe essere utile ad altre persone, il modo migliore per farlo conoscere è pubblicare una recensione positiva sul sito internet da cui avete acquistato il libro.

Che possiate continuare a godere di ottima salute!

Pauline PATRY